CONSIDÉRATIONS PRATIQUES

SUR

L'EFFICACITÉ DU BANDAGE HERNIAIRE

PAR

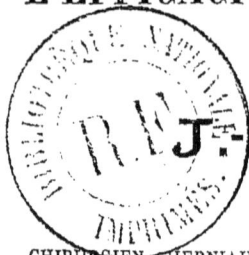

J.-V. BADIN

OFFICIER DE SANTÉ

CHIRURGIEN-HERNIAIRE, MÉCANICIEN-ORTHOPÉDISTE, MEMBRE ET LAURÉAT
DE L'ACADÉMIE NATIONALE MANUFACTURIÈRE ET COMMERCIALE DE
PARIS, HONORÉ DE PLUSIEURS MÉDAILLES DE Iʳᵉ CLASSE
— AUX DIVERSES EXPOSITIONS NATIONALES
FOURNISSEUR DES HOPITAUX DE TOULOUSE

PRIX : 50 CENTIMES

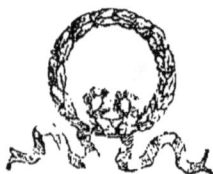

TOULOUSE

TYPOGRAPHIE PHILIPPE MONTAUBIN

1, PETITE RUE SAINT-ROME, 1

1873

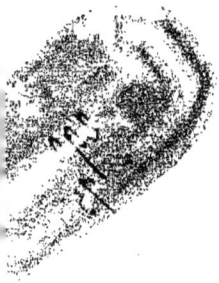

INTRODUCTION

De toutes les maladies qui affligent l'espèce humaine, la plus fréquente est sans contredit la hernie abdominale.

Les auteurs qui se sont occupés de cette infirmité ont envisagé le côté purement anatomopathologique de la question. Quelques - uns, considérant la contention des hernies comme une des branches les plus importantes de la chirurgie conservatrice, ont fait de savantes études sur les divers systèmes de bandages herniaires ; mais il en est bien peu qui se soient adressés au malade lui-même, et qui aient traité le côté vraiment pratique du sujet.

Depuis plus de trente ans que j'exerce la profession de médecin bandagiste, je vois tous les jours des malades qui, par ignorance ou insouciance, se soignent fort mal. Un bon nombre portent des bandages mal faits, et d'autres, avec le meilleur des appareils, non seulement ne maintiennent pas leur hernie, mais arrivent à provoquer des accidents.

C'est pour remédier à cet état de choses, que j'ai eu l'idée de réunir dans un petit travail quelques indications essentiellement pratiques , quelques conseils salutaires s'adressant aux personnes affectées de cette infirmité.

Pour être mieux compris, et partant plus utile, je laisserai de côté la partie scientifique ; je ne ferai pas plus d'anatomie pathologique que je ne critiquerai les divers systèmes de bandages connus. Je me bornerai à présenter en peu de mots le traitement de la hernie par le bandage, de manière à mettre toute personne atteinte en mesure de se soigner d'une façon intelligente, quel que soit le système de bandage qu'elle porte, et la hernie dont elle est affectée.

CHAPITRE PREMIER

Ce que l'on doit penser de la guérison radicale des hernies.

On s'est occupé de tout temps de la cure radicale des hernies. Des chirurgiens illustres, Dieffenbach, J-L- Petit, Gerdy (etc)., n'ajoutant pas une foi bien grande à la guérison des hernies par le bandage, ont essayé d'arriver au même but par des procédés opératoires plus ou moins ingénieux. Ces divers modes de traitement chirurgical ont été abandonnés ; ils exposaient inutilement le malade à un danger de mort sans offrir une grande chance de succès.

Les bandagistes, d'un autre côté, ont mis chacun leur bandage en avant : il existe une foule de ces appareils qui ont la vertu de guérir radicalement, et qui, pas plus que l'opération, ne peuvent répondre de la guérison. La hernie n'est pas pourtant une maladie incurable. Jules Cloquet, dans les nombreuses autopsies qu'il a faites, cite bon nombre de cas de hernies disparues qui révèlent leur existence antérieure par ces plis radiés qu'il appelle si justement les *stygmates du sac* herniaire.

Il dit lui-même dans son travail : « Si les parties contenues dans une hernie sont replacées et maintenues dans leur situation naturelle, le sac herniaire étant vide se réduit peu à peu et s'efface, ou bien reste au dehors et s'atrophie comme un organe condamné à l'inaction. » Et plus loin il ajoute : « Les bandages herniaires, en retenant les viscères dans l'abdomen et en comprimant le col du sac, favorisent son resserrement et son oblitération, comme j'ai eu plusieurs occasions de m'en convaincre sur les cadavres de personnes qui avaient porté des bandages » (*Cloquet, recherches sur les hernies*).

Verdier, dans son excellent traité des hernies, donne la proportion dans laquelle a lieu la guérison par l'usage du bandage herniaire. D'après lui, le bandage bien appliqué amène la guérison chez les enfants neuf fois sur douze ; chez l'adulte, en admettant que la hernie soit de formation récente, et de cause accidentelle, la guérison a lieu au bout d'un temps plus ou moins long dans la proportion des deux tiers. Les chances de succès diminuent à mesure qu'on avance en âge.

Malgaigne pense que la guérison peut être tentée et obtenue jusqu'à l'âge de 40 ans. Il est donc bien établi, et je pourrais citer d'autres auteurs à l'appui de cette thèse, que le bandage herniaire guérit la hernie dans des proportions fort raisonnables, si je m'en rapporte à Verdier. Et cependant, dans ma longue pratique de médecin bandagiste, j'ai vu bien rarement, chez les enfants exceptés, des cas de guérison radicale bien constatés.

Tous les malades guéris ne se sont plus présentés peut-être à mon observation, ou bien la guérison radicale est réellement beaucoup plus rare qu'on veut bien le dire. Je me rangerai à cette dernière opinion, et pour mon compte, je ne promettrai le succès qu'exceptionnellement ; ce que je puis assurer, c'est qu'avec un bandage approprié au cas et bien appliqué, les progrès de la hernie s'arrêteront et les accidents seront conjurés.

Pourquoi la guérison par le bandage est-elle aussi incertaine alors qu'anatomiquement il est démontré que la hernie, une fois réduite et maintenue, doit par les efforts seuls de la nature arriver à la guérison ?

La théorie est quelquefois loin de la pratique, la science ne fait que poser le problème. La hernie guérit si elle *est maintenue réduite*, voilà la condition indispensable. Et bien j'ose le dire, sans crainte d'être démenti, la plupart du temps la hernie n'est qu'imparfaitement maintenue, et souvent même elle ne l'est pas du tout.

Est-ce la faute de l'appareil, du bandagiste ou du malade ? Je crois que souvent le bandage est mal approprié, que parfois le bandagiste n'en surveille pas assez l'application et que presque toujours le malade, par son insouciance, sa négligence ou son incurie, compromet seul le résultat du traitement. On le voit, puisque plusieurs éléments concourent à la réussite, les causes d'insuccès doivent être nombreuses, et les obstacles que l'on rencontre, avant d'arriver à la guérison, expliquent assez la difficulté que l'on éprouve à l'obtenir.

Ces causes peuvent être rattachées à trois groupes principaux.

A. Causes provenant du bandage.

B. Causes que l'on peut rapporter au bandagiste.

C. Causes qui tiennent absolument du malade lui-même.

Nous allons examiner chacun de ces groupes qui embrassent tout ce qui peut entraver la guérison définitive ; chemin faisant, nous essaierons de mettre le remède à côté du mal ; les malades verront ainsi ce qu'ils ne font pas et ce qu'ils devraient faire pour arriver à cette cure radicale si souvent promise et si rarement obtenue.

CHAPITRE II

A. — Causes provenant du Bandage.

« *Il vaut mieux abandonner la hernie à elle-même plutôt que de porter un bandage mal fait et par suite mal approprié à chaque cas particulier.* (Verdier, traité des hernies.)

Il existe une foule de systèmes de bandages plus ou moins compliqués : il en est avec ressort, il en est sans ressort, il y a le bandage anglais, le bandage français, etc. Je ne veux pas examiner tous ces systèmes et encore moins en faire la critique ; mais ce que je tiens à constater : c'est que tous, sans exception, par des moyens plus ou moins ingénieux, tendent vers le même but : maintenir les viscères dans leur cavité naturelle pour donner aux tissus le temps de revenir sur eux-mêmes, de contracter des adhérences, et au collet du sac de se resserrer, de s'oblitérer pour s'opposer ainsi à une nouvelle sortie de la hernie.

Pour remplir cette indication, un bandage doit réunir plusieurs conditions qui devront varier avec les divers genres de hernie, avec leur volume, la résistance plus ou moins grande à la réduction, l'époque ancienne ou récente de leur formation, etc., etc.

Le ressort et la pelote étant les deux parties essentielles de l'appareil, c'est sur ces deux points que doit porter toute l'attention du bandagiste.

Et d'abord, je parlerai du ressort qui est l'âme du bandage:

Il représente un levier du troisième genre : la puissance se trouve au milieu du ressort sur la hanche, le point d'appui est à l'extrémité postérieure et la résistance au niveau de la pelote. On voit par là, que la force du ressort doit être proportionnée à la résistance qu'opposent les viscères à être maintenus dans leur cavité naturelle. Donc, plus la hernie sera difficile à maintenir, plus la puissance du ressort doit être grande, et comme la force au point d'appui est proportionnelle aux deux autres forces, pour ne point blesser les téguments, il foudra matelasser fortement l'extrémité postérieure ou la queue du ressort.

Les hernies anciennes, volumineuses, celles dont l'anneau et les tissus aponévrotiques sont fortement distendus, demandent des ressorts puissants; il en est de même d'une hernie directe plus difficile à maintenir qu'une hernie oblique qui n'a pas dévié le trajet du canal inguinal. La force du ressort doit aussi être appropriée à la profession du sujet. Toute chose égale d'ailleurs, un homme de'peine aura besoin d'un ressort plus puissant qu'un ouvrier tailleur, par exemple.

Il est des hernies irréductibles qui ne s'accommoderaient pas d'une pression trop forte; il arrive aussi, qu'il est souvent impossible de donner au ressort le degré de puissance que comporterait la hernie, dans le cas de maigreur excessive par exemple, où la moindre pression provoque des mortifications de la peau. Enfin, il est des cas de hernies scrotales qui, pour être maintenues, demanderaient une puissance de ressort tellement grande, qu'on doit alors remplacer le bandage par un suspensoir approprié.

La force du ressort est invariable ; sa puissance est brutale, toute mécanique, elle ne peut dépasser une somme de résistance voulue, aussi faut-il que le ressort soit approprié à chaque cas, il est encore urgent que le malade lui vienne en aide en appuyant fortement la main sur la pelote, toutes les fois qu'il se livre à des efforts exceptionnels pouvant vaincre la résistance que le ressort oppose à la sortie de la hernie.

La tournure du ressort n'est pas une chose indifférente, elle doit suivre très-exactement le contour du bassin. Un bandage d'homme ne peut aller à une femme, et réciproquement. Chez la femme la courbure du ressort est plus accusée et son ouverture plus grande, le bassin étant plus évasé et plus large.

En un mot, la tournure doit être telle, qu'en aucun point le ressort ne doit porter à faux, autrement il blesserait le malade et compromettrait l'action contentive du bandage.

La largeur est habituellement proportionnée à la force. Les bandages dits imperceptibles, qui ont des ressorts très-étroits, sont par suite d'une efficacité problématique ; leur action est tellement faible qu'on doit les considérer comme des appareils préventifs.

Quant à la longueur du ressort, elle a donné lieu à beaucoup de controverses ; je n'entrerai pas dans la discussion : qu'il me suffise de dire que d'une façon générale, l'extrémité postérieure doit appuyer sur les dernières vertèbres lombaires et le côté du sacrum opposé à la hernie. La longueur varie donc avec la corpulence de l'individu. Dans les bandages doubles, les ressorts ont évidemment moins de longueur et le point d'appui ou l'extrémité postérieure se trouve sur le côté du sacrum correspondant à la hernie.

Tout ce que je viens de dire, se rapporte au ressort en général. Il est susceptible de perfectionnements et les bandagistes de tout temps se sont efforcés d'atteindre le but désiré. C'est le point d'union du ressort à la pelote qui a surtout exercé l'habileté des mécaniciens ; chaque système a sa valeur. J'ai mon collet à brisure et à pression graduée qui me donne d'excellents résultats. Ce sont là des détails de fabrication, des subtilités de l'art herniaire, auxquels j'ai promis de ne pas m'arrêter, et tous ces perfectionnements ne feront pas que la qualité d'un bon ressort ne réside essentiellement dans sa force, son volume et sa longueur.

Nous venons de voir quelles sont les qualités d'un bon ressort et quelles conditions il doit réunir pour s'approprier à chaque cas particulier ; nous allons examiner la pelote au même point de vue.

Commençons d'abord par dire, qu'il est plus facile de trouver un bon ressort qu'une pelote irréprochable ; aussi, de tout temps, a-t-on vu les bandagistes s'efforcer de perfectionner cette partie essentielle du bandage.

De même que le ressort, la pelote doit varier selon les cas de hernie et selon le sujet. Elle présente à considérer quatre points importants.

1o Sa forme ;

2º Sa convexité;

3º Son inclinaison ;

4º La substance employée à sa fabrication ;

Toutes les qualités d'une bonne pelote résident dans l'ensemble de ces quatre points principaux. Nous allons les étudier successivement.

1º *De la forme.* — Les formes de la pelote peuvent se ramener à quatre types qui sont : la pelote ovale ou circulaire, celle dite à poire, le bec de corbin et la pelote triangulaire ou scrotale.

La pelote circulaire ou ovale est spéciale au système anglais, je n'en parlerai pas. Quant aux trois autres types, ils ne peuvent pas être appliqués indifféremment à tous les cas. Telle hernie se trouvera bien d'une pelote triangulaire qui ne sera pas maintenue par une pelote à poire et ainsi de suite. Il est important d'établir sur ce point des distinctions très-nettes, basées sur les dispositions anatomiques de la partie herniée.

Une hernie récente, à peine engagée dans le canal inguinal, n'a pas besoin d'une pelote volumineuse. Dans ces cas, disait Malgaigne, la pulpe du pouce appliquée sur le trajet du canal, et maintenue d'une façon intelligente, serait la meilleure de toutes les pelotes ; c'est ce qu'il appelait son bandage digital. La forme à poire n'est pas autre chose que la forme du pouce notablement agrandie, sans cela au moindre mouvement la hernie s'échapperait : l'on comprend très bien que la pression purement mécanique de la pelote ne peut remplacer entièrement la pression active du pouce.

La pelote à poire s'applique donc sur le trajet inguinal et son centre d'action se trouve au niveau de l'anneau interne. Ce genre de pelote convient, en général, à toutes les hernies récentes, peu volumineuses et facilement maintenues. Elles appliquent, une fois la hernie réduite, les parois du trajet inguinal l'une contre l'autre et, s'opposant à la sortie de l'intestin, elles peuvent à la longue amener la guérison, si toutefois les autres conditions sont bien remplies ; ce sont les cas les plus heureux.

Je n'en dirai pas autant des formes qu'il me reste à étudier. La forme triangulaire, dite bec de corbin, est spéciale aux hernies directes, ou bien aux anciennes hernies qui à la longue ont détruit l'obliquité du canal inguinal et tranformé les deux anneaux interne et externe en un anneau unique qui laisse largement échapper les viscères. Ces hernies sont déjà volumineuses, assez difficiles à maintenir, la forme à poire serait ici insuffisante. Du reste, le mode d'action de la pelote n'est plus le même. Dans ce cas ce n'est plus un trajet long de 4 à 6 centimètres qu'il faut comprimer, mais une ouverture qu'il faut obstruer. La pelote doit donc être plus large, plus ramassée sur elle-même, et son action doit être plus centrale.

Les hernies qui ont besoin pour être maintenues de cette forme de pelote sont, on le voit, assez avancées, déjà la guérison est problématique, tout au plus si l'on peut espérer une amélioration sensible.

Enfin, il est de ces hernies anciennes, très-volumineuses, descendant dans les bourses, très facilement réductibles, grâce à la dilatation énorme des orifices, mais par la même raison excessivement difficiles à maintenir. Ces hernies demandent l'application de ces volumineuses pelotes triangulaires dites scrotales. Elles diffèrent des précédentes, non pas seulement par leur forme et leur volume, mais elles sont terminées à leur angle inférieur par un sous-cuisse qui fait corps avec la pelote et qui, passant au dessous de la racine des bourses, croise le périnée et vient se fixer du côté opposé à la hernie. On comprend aisément l'importance d'action de ce sous-cuisse, alors qu'on se rend compte de la facilité avec laquelle ces volumineuses hernies tendent à s'engager dans le scrotum. Ce sous-cuisse, attirant fortement l'angle inférieur de la pelote de bas en haut et d'avant en arrière, applique exactement le bord interne et l'angle inférieur de la pelote contre la branche descendante du pubis et vient puissamment en aide à l'action du ressort pour s'opposer à la descente. A ces pelotes viennent s'ajouter généralement des ressorts très forts. En combinant le volume de la pelote et la puissance des ressorts, j'ai pu maintenir des hernies scrotales énormes et soulager des malades qu'on avait pour ainsi dire abandonnés.

La forme de la pelote est, on le voit, un point très important; elle doit varier avec le développement de la hernie. Je puis en dire autant de la convexité plus ou moins grande que l'on doit donner à cette partie du bandage.

2º *De la convexité.* — La pelote du bandage peut être convexe, très bombée et dans quelque cas concave.

Les pelotes plates conviennent particulièrement aux sujets dépourvus d'embonpoint et chez lesquels la hernie est facilement maintenue ; la pelote à poire ne doit pas avoir une convexité bien grande puisqu'elle s'applique aux cas faciles à traiter.

Les pelotes convexes s'emploient de préférence chez les sujets gras, dont les téguments sont pourvus d'une grande quantité de tissus adipeux.

Il est des cas où le centre de la pelote doit être très bombé ; ce sont les cas difficiles dont j'ai déjà parlé à propos des pelotes scrotales. Dans ces cas la convexité de la pelote doit être telle, qu'elle doit former tampon et pénétrer dans le trajet du canal devenu direct, sans cela la contention est impossible.

La pelote concave ne convient qu'aux hernies irréductibles, tout autre genre de pelote provoquerait des accidents. J'ai pu, au moyen de cette pelote, arriver à la réduction, lorsque l'irréductibilité était récente ou passagère.

3º *De l'inclinaison.* — L'inclinaison à donner à la pelote a son importance, elle doit avoir une direction en sens inverse de la force qui sollicite la sortie des viscères. C'est sur ce principe que sont basés les divers systèmes de collet de bandage qui permettent d'augmenter ou de diminuer l'angle que fait la pelote avec le ressort.

L'on doit tenir grand compte du développement de l'abdomen, de la cambrure de la colonne vertébrale qui donne au bassin plus ou moins d'inclinaison suivant qu'elle est plus ou moins accusée. En un mot, on doit régler cette inclinaison suivant les cas et placer la pelote le plus favorablement possible au maintien de la hernie.

Les qualités d'une bonne pelote, quant à la forme, la convexité, l'inclinaison étant connues, il nous reste à voir quelle est de toutes les matières la meilleure à employer pour la confection.

4º *Substance employée à la fabrication.* — Malgaigne, dans ses leçons cliniques sur les hernies, ajoute une grande importance au choix de la matière employée pour faire les pelotes.

Il les classe même d'après cette donnée et étudie successivement : les pelotes molles, et celles non élastiques, les pelotes
élastiques, les dures et les mixtes. Dans cette classification, il
a fait rentrer toutes les pelotes présentées jusqu'à ce jour :
les pelotes simplement rembourrées, celles à soufflet, à
ressort, à réservoir d'air, celles en bois, en ivoire, etc.,
etc. Il en fait la critique de main de maître, je ne pourrai
faire que plus mal : qu'il me suffise de résumer l'opinion de
ce grand chirurgien, qui plus qu'aucun autre s'est occupé de
cette infirmité.

Malgaigne pense que les meilleures pelotes dont on pourrait faire usage sont celles fabriquées en caoutchouc compacte.

C'est pour réaliser autant que possible l'idée de ce savant,
qu'après de longues recherches j'ai réussi à faire des pelotes
en caoutchouc qui n'ont pas l'inconvénient de devenir dures
et dépourvues d'élasticité comme celles à matière compacte.
Ma pelote est creuse à l'intérieur, mais les parois sont assez
épaisses pour s'opposer à son affaissement. Dans tous les cas,
pour éviter la dépression de cette sorte de capote, elle est
soutenue à l'aide d'un mamelon intérieur en caoutchouc pre-
nant son point d'appui sur la plaque du bandage.

Je n'insiste pas davantage ; mais ce que je tiens à faire
constater en passant, c'est que ma pelote, quant à la substance, est tout-à-fait celle que Malgaigne préférait. Il a parlé
du caoutchouc compacte, j'ai préféré les calottes de caoutchouc s'emboîtant l'une dans l'autre. Ma pelote est ainsi plus
élastique, son élasticité varie à volonté, et de plus, mes pelotes ne durcissent jamais, inconvénient qui se montre dans
le caoutchouc compacte lequel présente alors les désavantages
des pelotes en bois ou en ivoire qui, suivant Malgaigne, n'ont
procuré aux malades que la satisfaction d'avoir eu leur peau
meurtrie ou enlevée. (*Voir extrait du rapport officiel de
l'exposition de Toulouse 1865.*)

Après l'étude que nous venons de faire des qualités nombreuses que doit avoir tout bon bandage, il est facile de se
convaincre qu'elles manquent le plus souvent. On achète un
bandage comme toute autre marchandise courante ; on ne
sait pas qu'il vaudrait mieux rester sans bandage que d'en

achèter un au hasard. J'ai vu pour ma part une foule de hernieux dont l'état avait empiré par l'application d'un bandage
mal fait et mal approprié.

« *Les bandages mal faits, disait avec raison Sabatier, sont
les causes les plus efficientes de l'augmentation de volume,
de l'irréductibilité par adhérences et de l'étranglement d'un
grand nombre de hernies.* » (Sabatier, médecine opératoire.)

Mais tout n'est pas là, on peut avoir un bandage très bon,
très bien fait et pourtant ne pas arriver à la guérison. Nous
abordons ici le second groupe des causes auxquelles on doit
rapporter le peu de résultat que l'on retire de l'application
du bandage herniaire.

CHAPITRE III

B.— Causes que l'on peut rapporter au bandagiste.

« *Le bandage le plus parfait deviendrait inutile et même
dangereux s'il n'était convenablement appliqué.* » (Verdier,
traité des hernies.»

Nous avons donc a étudier dans ce chapitre les conditions
d'une bonne application. Nous ferons voir combien ces conditions sont rarement remplies et la part de responsabilité qui
incombe au bandagiste.

Et d'abord, quelles sont les conditions d'une bonne application ? Je suppose le diagnostic de la hernie parfaitement
établi et je prends le bandage le mieux approprié à ce cas
particulier. La première chose à faire est de s'occuper de la
réduction. Cette opération, qui a reçu le nom de taxis et qui
consiste à faire rentrer dans leur cavité naturelle les organes
herniés, est une opération délicate ; l'on peut dire d'elle ce
qu'on peut dire des accouchements : rien n'est plus facile
quand c'est facile, mais rien n'est plus difficile quand c'est
difficile.

Je laisse de côté les cas où le taxis est pratiqué pour ré-
duire les hernies compliquées d'accidents graves : tels que
l'inflammation, l'engouement, l'étranglement.

Ces questions sont du ressort de la chirurgie et le bandagiste n'a que faire à ces cas graves où le bistouri est souvent
plus urgent que le bandage. Mais il est des hernies simples,
exemptes de toute complication fâcheuse, où le bandagiste
a tout à faire. C'est à lui de rechercher quelle est la position
la plus convenable à donner au malade pour opérer le taxis
avec succès. Dans les cas de hernie crurale ou inguinale
volumineuse, la position horizontale, les membres abdomi-
naux fléchis sur le bassin amenant le relâchement des plans
musculaires, est la plus favorable à la réduction de la tumeur.

Je pratique souvent le taxis pour des hernies moyennes, le
malade debout ou appuyé contre un meuble.

Pour que le taxis soit bien fait, il importe de diagnostiquer
auparavant l'espèce de hernie, car la direction de la pression
exercée par la main varie, suivant que la hernie est inguinale, crurale, oblique, directe, interstitielle, etc. La pression
doit être légère, continue ; il faut savoir s'arrêter à temps
pour reprendre ensuite, éviter autant que possible au malade
des souffrances qui, en réveillant la contraction musculaire,
feraient perdre en un instant le peu qu'on aurait gagné.

La réduction de la hernie faite, le bandage préalablement
placé autour du bassin, le bandagiste la maintient avec sa
main ou la main du malade, fait descendre ensuite la pelote
au niveau de l'anneau, s'assure que le ressort occupe son
lieu d'élection, c'est-à-dire le milieu de l'espace compris entre
le grand trochanter et l'épine iliaque antérieure et supérieure
et boutonne enfin les courroies. Le bandage ainsi placé doit
permettre un effort modéré sans que les viscères sortent de
leur cavité.

On comprend dès-lors, qu'une longue pratique est néces-
saire pour saisir toutes ces indications et que des connaissances d'anatomie générale et de pathologie herniaire sont
indispensables pour arriver à un bon résultat. La chose est
triste à dire, mais bien peu de bandagistes possèdent ces connaissances spéciales : on fait aujourd'hui du bandage un article
de commerce et cet état de choses est favorisé et encouragé
par des malades peu soucieux de leur affection qui ne voient
pas les accidents souvent formidables que cache derrière elle
cette tumeur parfois si fatalement indolente.

Combien de bandagistes donnent un bandage sans voir le

malade, sans aucun renseignement, sans même indiquer le moyen de s'en servir. Aussi vois-je tous les jours des malades venir à moi avec un bandage inguinal alors qu'ils ont une hernie crurale, d'autres qui mettent du côté gauche un bandage fait pour le côté droit, celui-ci applique son bandage comme un ceinturon sans plus se préoccuper de faire rentrer sa hernie, celui-là se met à cheval sur son bandage, enfin, la moitié du temps la pelote est trop petite ou trop grande et le ressort impuissant et mal fait. Aussi, je le répète, si les hernies ne guérissent pas, une grande part de responsabilité revient au bandagiste ignorant et inexpérimenté.

Le choix de l'appareil, on le voit, n'est pas indifférent ; un sujet affecté de hernie ne doit pas avoir *un bandage quelconque* , il faut qu'il ait *son bandage* ; ce choix est rarement fait ; et, si l'on met la main sur un bon bandage, il est mal appliqué, il ne contient pas la hernie, il provoque même des accidents. Les malades s'adressent alors à un docteur qui refait l'application comme il faut, mais il n'en est pas moins vrai, que pendant longtemps le bandage mal placé a été plus nuisible qu'utile.

Ces faits se reproduisent très souvent : j'ai vu chez les enfants un bandage appliqué sur un testicule engagé dans l'anneau. Maintes fois des ganglions enflammés ou simplement engorgés ont donné lieu à l'application d'un bandage. Jusques à des abcès de la grande lèvre chez la femme pris au début pour une hernie. Je ne parle pas de toutes ces hernies en partie ou totalement irréductibles, entièrement méconnues, et sur lesquelles on a placé un bandage, sans plus se soucier de la concavité qu'il faut donner à la pelote dans ces cas particuliers.

Je n'en finirais pas avec toutes les erreurs que commettent journellement et fatalement les bandagistes qui ne s'occupent que du côté matériel de leur art et qui ignorent complétement son côté médical.

Ces erreurs de diagnostic ne sont pas encore les plus graves si on le veut ; elles dénotent l'ignorance du praticien, mais n'ont pas de grandes conséquences, car la douleur, s'exagérant par la compression, fait que le médecin ne tarde pas à être consulté et le bandage enlevé. Mais lorsque l'application d'un mauvais appareil est faite dans un cas de hernie bien constaté, on porte au malade un énorme préjudice. Je suppose, en effet, une hernie directe moyenne ; on donne au malade la forme la plus courante, la pelote à poire : cette pelote ne contiendra pas la hernie ou la tiendra mal, le malade sera obligé de serrer fortement son bandage, la hernie s'échappera malgré tous les moyens, et contractera des adhérences, alors que si l'on avait usé d'une pelote triangulaire, la hernie aurait été invariablement maintenue, le malade très-soulagé et à l'abri de tout accident.

La moitié des hernieux se trouvent dans ce cas : ils n'ont pas eu au début le bandage qu'il leur fallait, leur infirmité a fait des progrès, confiants dans la vertu du bandage qu'on leur a donné, ils ne s'aperçoivent qu'à la longue de l'insuffisance de leur appareil. Il faut augmenter la grandeur des pelotes, la puissance des ressorts, mais l'inflammation adhésive jointe à leur insouciance font qu'ils arrivent insensiblement à ces volumineuses hernies scrotales qui exigent des bandages monstrueux lorsqu'elles ne sont pas au-dessus des ressources de l'art.

Je ne dis pas que le bandagiste soit seul responsable, je ferai voir dans le chapitre suivant que, le plus souvent, les malades sont la victime de leurs propres fautes. Mais il n'en est pas moins vrai que le bandagiste a un grand rôle à remplir et qu'une part de responsabilité lui revient.

Je n'ai parlé jusqu'ici que de la bonne application et du choix du bandage, la tâche du bandagiste ne s'arrête pas là. Il doit donner au malade les conseils nécessaires pour mener à bien une guérison alors qu'elle peut être tentée. Il est des malades très préoccupés de leur état qui vous adressent une foule de questions, qui vous accablent de demandes auxquelles il faut être prêt à répondre ; d'autres ignorent la gravité que peut acquérir, par leur négligence, l'infirmité dont ils sont atteints. Le bandagiste doit surtout recommander aux malades de ne jamais remettre leur bandage sans avoir d'abord fait rentrer la hernie. Il faut aussi leur donner le conseil de venir en aide avec la main à la puissance du ressort dans les efforts violents ; ils ne doivent jamais quitter le bandage lorsqu'ils sont levés, et, dans bien des cas, il faut le garder la nuit, etc., etc. J'aurai l'occasion de revenir sur tous ces points à propos des conseils à donner aux malades.

Pour en termine ce itre, je dirai donc que si le

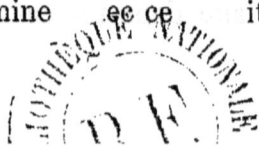

choix d'un bandage est chose difficile, le choix du bandagiste est chose tout aussi délicate. Le bandagiste devrait, ce me semble, être assimilé, dans une certaine mesure, au pharmacien ; le premier industriel venu ne devrait pas avoir le droit d'appliquer un bandage, pas plus qu'il n'a le droit de délivrer des médicaments. Si les drogues mal préparées deviennent des poisons, les accidents des hernies sont assez graves et quelques-uns assez promptement mortels pour qu'on soit en droit de demander des connaissances spéciales à ceux qui, par leur inexpérience, peuvent les provoquer.

Je ne parle ici que des accidents graves, réclamant l'intervention immédiate d'un chirurgien ; mais combien de milliers de cas restent dans l'ombre ; combien de malades qui, arrivés à un certain âge, sont affligés de hernies volumineuses quoiqu'ils aient porté des bandages depuis longtemps ; combien de jeunes enfants, d'adolescents, qui pouvaient guérir au début, s'ils s'étaient trouvés dans de bonnes mains, et qui se préoccupent de leur état alors qu'il est devenu incurable. Tous ces faits sont à la charge des bandagistes qui, ignorant l'importance de leur intervention, estropient sans le savoir une foule de malades.

Nous avons vu les causes d'insuccès tenant au bandage, et étudié les indications qu'il doit remplir pour arriver à un bon résultat ; nous venons de voir ce qui revient au bandagiste ; il nous reste à examiner maintenant les cas malheureusement si nombreux où le malade s'oppose lui-même à toute réussite. Il n'est plus la victime d'un appareil imparfait ou d'un bandagiste mal habile, non, il devient lui-même son propre bourreau et c'est son insouciance, sa négligence, qu'on doit accuser de l'insuccès du traitement et des accidents qui peuvent survenir.

CHAPITRE IV

C. — Causes qui tiennent au malade lui-même.

Si l'on pouvait bien persuader aux malades que la hernie la moins compliquée peut, par une cause imprévue, mettre la vie en danger, on les verrait se soucier un peu plus de leur état et seconder de tous leurs efforts la cure ou l'amélioration qu'ils peuvent attendre d'un bandage bien appliqué.

Voilà, à mon avis, la cause principale, celle qui entraîne après elle toutes les autres. La moitié des malades ignorent les conséquences que peut entraîner le peu de soin qu'ils apportent à leur état. Ils ne voient dans la hernie qu'un gonflement sans importance, le plus souvent indolent ; mais il arrive un moment, et cela suivant les professions, où la hernie provoque des coliques et apporte une certaine gêne dans le travail, alors seulement, et même pas toujours, ils se munissent d'un bandage.

Pourvu que le bandage soit assez long pour faire le tour du corps, le malade ne s'inquiète pas du reste ; ainsi arrangé il se croit en sûreté, il place et déplace son bandage, le serre et le desserre, lorsque arrive un moment où, à la suite d'un effort plus violent qu'à l'ordinaire, sa hernie s'étrangle, c'est le cas le plus grave, d'autrefois le malade en est quitte pour une forte inflammation ou un engouement passager, c'est alors, *mais alors seulement*, qu'il se rend compte de la gravité de son état.

Cet exemple est pris entre mille : aussi combien d'accidents seraient évités si les malades avaient présent à l'esprit les dangers sérieux qui les menacent. Ils seraient plus soucieux de leur état, alors surtout qu'il est si facile, par la bonne application d'un bandage et une surveillance de tous les jours, d'éviter à coup sûr tout ces dangers et d'espérer parfois la guérison.

Il est beaucoup de malades intelligents qui comprennent leur état et agissent en conséquence : ceux-là arrivent quelquefois à la cure radicale, très-souvent à améliorer leur état et toujours à ne pas aggraver leur infirmité tout en évitant les dangers. C'est précisément les succès que l'on obtient dans ces cas qui vous font augurer de ce qu'on obtiendrait si tous les malades envisageaient sagement leur position et venaient en aide aux efforts du bandagiste.

La cause la première, celle qui engendre toutes les autres est donc l'ignorance ou l'insouciance du malade ; ce fait une fois bien établi, nous rentrons dans les détails.

1° *On ne se traite pas assez à temps*

S'il est des hernies qui se montrent tout à coup et se traduisent de suite par des symptômes inquiétants, il en est d'autres, et c'est le plus grand nombre, qui se forment petit à petit, c'est à peine si une douleur légère signale le début du travail. Longtemps avant, un œil bien exercé constate une faiblesse marquée des parois abdominales au niveau des plis de l'aine ; les malades très soigneux de leur personne s'inquiétent bien vite de cet état, ils vont consulter un médecin et par l'application d'un bandage fort léger et un traitement tonique, ils préviennent à tout jamais l'apparition d'une hernie qui n'aurait pas manqué de se produire. D'autres attendent que la souffrance attire leur attention de ce côté et, lorsqu'ils se présentent à vous, il existe déjà une légère pointe de hernie : ce sont là les cas les plus favorables et ils sont pris assez à temps.

Le plus souvent, les choses ne se passent pas ainsi. Le malade s'aperçoit bien d'une tumeur légère, mais elle ne le gêne pas et puis il la considère comme un simple gonflement qui disparaît le soir, ce n'est pas la peine de consulter un médecin ; pendant ce temps la hernie fait des progrès et un moment arrive où le doute n'est plus permis : le travail est gêné, la tumeur augmente, le malade a des coliques, il songe à un bandage, alors que sa négligence lui a fait perdre tout espoir de guérison.

Il est un autre classe de malades qui ne consultent jamais le médecin au début de leur affection. Ceux-là ont bien vu la marche qu'à suivie leur infirmité, ils en connaissent les conséquences, et ne sont pas indifférents, mais ils obéissent à un sentiment de fausse honte et de pudeur. J'admets à la rigueur ces réticences chez la femme, alors qu'elle ne peut s'adresser à une personne de son sexe.

J'ai vu des vieillards porteurs depuis 20, et 50 ans et plus de hernies qu'ils avaient soustrait à tout examen, même à celui de leurs parents. Ces malades sont assez rares ; ils n'accusent leur infirmité que lorsqu'ils ne peuvent aller plus loin ou qu'ils sont la victime d'accidents mortels.

Règle générale, les malades ne s'adressent pas assez tôt au médecin. Le moindre symptôme, la moindre alerte, doit fixer l'attention et imposer l'application immédiate d'un bandage.

La première enfance fait exception à cette règle si sévère pour l'adulte. Il est des parents fort préoccupés de l'état de l'enfant qui vient de naître, qui veulent à tout prix mettre un bandage à ressort ; et si je fais cette digression, c'est que j'ai eu bien souvent de la peine à faire comprendre aux personnes intéressées que cette application est inopportune, que les points d'appuis sont impossibles et qu'il faut attendre. Dans ces cas, de petits bandages sans ressort sont plus que suffisants : ils sont en toile ou en caoutchouc vulcanisé, munis de pelotes et d'un suspensoir. Ces petits appareils, que l'on peut laver et renouveler souvent, exercent une contention suffisante, et permettent d'attendre l'époque où l'enfant, plus développé et sorti des urines, pourra supporter un appareil plus énergique. Ceci m'amène à dire que l'on se presse beaucoup chez l'enfant, alors qu'une temporisation de quelques jours n'entrave en rien la guérison, tandis que l'adulte est en général d'une indifférence coupable, alors que le moindre retard peut aggraver son état.

Le bandage une fois placé, les malades délivrés de toute appréhension, se croient à l'abri de tout accident. Ils enlèvent le bandage pénible à supporter dans les premiers temps, puis ils le remettent, le placent à peu près, font rentrer la hernie plus ou moins complétement et se déclarent satisfaits. J'ai vu très souvent des malades, porteurs d'un bandage double, revenir chez moi après avoir mis le bandage complétement à l'envers, le côté gauche au côté droit et vice-versa, de telle sorte que les pelotes se trouvent appliquées le bec en haut sur le bas ventre et laissent entièrement libre le passage de la hernie. Il en est d'autres qui, au lieu de mettre leur bandage autour du bassin, le placent au-dessus des hanches.

D'après ces simples faits, on comprend sans peine, combien ces malades doivent aggraver leur infirmité ; il vaudrait cent fois mieux pour eux ne pas porter de bandage du tout.

En résumé, une foule de hernieux ont un bon bandage et n'en tirent pas tout le bénéfice qu'ils seraient en droit d'espérer, parce qu'ils ne savent pas eux-mêmes replacer leur bandage. Au lieu de consulter le médecin ou revenir chez le bandagiste, ils se contentent d'un à peu près. Cette cause d'insuccès est très fréquente. La hernie, pour guérir, demande à être réduite et maintenue exactement ; aussi il est de toute importance qu'un bandage soit placé de façon à ce que toutes les parties constituantes de la hernie se trouvent toujours dans les mêmes conditions de réparation. Les malades ne sauraient donc apporter trop d'attention au replacement de leur appareil.

Comment le malade doit-it s'y prendre pour placer lui-même son bandage ?

Je ne crois pas mieux faire que de reproduire ici ce que dit Verdier à ce sujet :

« S'agit-il d'une hernie peu volumineuse et de formation nouvelle, il suffit, pour en obtenir la rentrée, de comprimer la tumeur avec la main, étant couché sur le dos, en l'aplatissant sur l'anneau inguinal, crural ou ombilical ; puis, après que l'on est bien sûr qu'il ne reste plus rien au dehors, le malade prendra son bandage, en passera la partie postérieure sur son dos à la hauteur de la dernière vertèbre lombaire et saisira d'une main la pelote pour la placer sur l'ouverture aponévrotique qui a donné issue à la hernie, tandis que de l'autre main il tirera le bout de la ceinture qui termine la courroie en ayant soin de soutenir la pelote de son bandage pour qu'elle ne se porte pas ou trop haut ou trop bas, ou en dehors ou en dedans. La pelote devra s'appuyer par sa partie inférieure et d'avant en arrière sur la branche horizontale du pubis d'à peu près 15 millimètres au-dessous du bord inférieur de l'anneau sus-pubien, alors il arrêtera la courroie au crochet. »

Verdier ne parle pas du bandage double, je crois devoir remplir cette lacune :

S'il s'agit d'un bandage double, on le passe d'abord autour du bassin comme une ceinture, puis l'on fait rentrer les hernies l'une après l'autre, comme il a été dit plus haut, en commençant toujours par la moins volumineuse.

Une fois que la hernie est rentrée d'un côté, on la maintient d'une main et de l'autre on place la pelote correspondante ; on répète la manœuvre pour le côté opposé et une fois les deux pelotes placées, les ressorts, qui ont suivi le mouvement, se mettent d'eux-mêmes à la hauteur voulue ; on n'a plus alors qu'à fixer les courroies et les sous-cuisses.

Le bandage, une fois appliqué, le malade doit s'assurer s'il maintient la hernie ; il se livrera à quelques efforts en portant sa main à la partie inférieure de la pelote ; si la hernie s'échappe, il faut défaire le bandage, la faire rentrer de nouveau, replacer la pelote, serrer un peu plus les courroies, et si en renouvelant l'effort la hernie est maintenue, c'est que tout va bien. Voilà les précautions à prendre pour placer son bandage et cela chaque fois et toujours avec le même soin.

Croyez-vous qu'il y ait beaucoup de malades qui fassent ainsi ? Je puis assurer que le plus grand nombre ne prend pas tant de précautions ; aussi, ils doivent seuls s'accuser du peu de succès qu'ils obtiennent de leur bandage.

Je dois signaler une autre cause dépendant du malade et qui vient elle aussi entraver ou retarder la guérison. Il est des malades qui, obéissant je ne sais plus à quel mobile, portent le même bandage de longues années et en prolongent la durée même au-delà du possible. Pour ne citer qu'un fait rare, j'ai vu, il n'y a pas très-longtemps, un malade qui portait le même bandage depuis vingt-cinq ans !

On comprend facilement que l'extrême détérioration d'un bandage le rend plus nuisible qu'utile. Et d'abord, le ressort plus ou moins oxydé par les produits de la perspiration cutanée, perd de sa puissance ; il en résulte que la hernie, ne trouvant plus à la sortie le même obstacle, finit par s'échapper. La pelote, pour si bien qu'elle soit faite, se déforme à la longue : lorsqu'elles sont faites de laine ou de coton, elles ne tardent pas à se durcir, à se tasser ; celles en caoutchouc résistent plus longtemps, mais, pénétrées sans cesse par les produits acides de la transpiration, elles finissent par se détériorer. Enfin tout le corps du bandage s'altère, la garniture se pourrit

et, à un moment donné, on a autour du corps un instrument
inutile qui a pour désavantage de répandre une mau-
vaise odeur , d'enflammer la peau, de l'excorier le plus
souvent et de provoquer parfois des érysipèles, bienheureux
encore lorsque la hernie elle-même ne participe pas à
l'inflammation.

Il serait curieux de rechercher les motifs qui poussent certains malades à renouveler leur bandage le moins souvent
possible ; nous trouverions peut-être à remédier à cette cause
qui vient s'ajouter à tant d'autres pour entraver la guérison.

Chez quelques-uns c'est une mesure d'économie : ils n'ont pas
les moyens, avec ceux-là il est toujours possible de s'arranger ;
mais les plus tenaces sont ceux qui, pouvant faire la dépense,
spéculent sur leur santé.

Ceux-là vous ne pourrez pas les convaincre, aussi je ne
chercherai pas le remède et ne répondrai pas des accidents.
Il en est d'autres qui ne se séparent pas de leur bandage,
persuadés qu'ils ne peuvent en avoir un pareil : ils se sont
faits à celui qu'ils ont, ils ne pourront jamais se faire à un
nouveau bandage et c'est à la dernière extrémité qu'ils se ré-
signent à le renouveler.

Je vois en effet très-souvent des malades ne pas pouvoir
supporter un bandage absolument semblable à celui qu'ils ont
quitté ; la puissance des ressorts est la même, la grandeur et
la forme de la pelote sont identiques, la garniture est pareille,
que manque-t-il à ce bandage ? Il lui manque d'avoir été
porté quelques jours. Un bandage neuf est comme une chaus-
sure neuve. Au bout de quelque temps, le corps façonne à
son habitude la garniture du bandage et cette gêne de courte
durée disparaît.

Enfin, et dans ce cas se trouvent les plus nombreux, il est
des malades négligents, éloignés du bandagiste, qui ne renou-
vellent pas leur bandage parce qu'il faut donner celui qu'ils
ont pour modèle. Ils mettent leur santé sous la dépendance de
leurs affaires, traitent la chose à la légère, et ce n'est que lorsque
le ressort est cassé ou un accident arrivé, qu'ils courent chez
le bandagiste. Mais trop tard le plus souvent, car, victimes
de leur insouciance, la tumeur herniaire a augmenté et demande l'application d'un appareil plus fort et plus pénible à
porter. Ici le remède est facile à trouver, et ce que je puis dire

pour ce cas particulier, s'applique à tous ceux qui portent des bandages. Tout malade affecté de hernie doit avoir à sa disposition deux ou plusieurs bandages exactement semblables. Il résulte de cette précaution une foule d'avantages que je vais essayer de faire ressortir.

Avec deux bandages on est d'abord à l'abri de tout accident. Le meilleur de tous les ressorts peut casser ; il suffit d'un faux mouvement, d'une pression trop vive sur la hanche. On voit alors dans quel embarras l'on se trouve et à quels dangers on s'expose si on ne possède qu'un seul appareil. En outre, plusieurs bandages vous permettent de les faire réparer avant leur complète détérioration et vous servent de modèle au besoin. Par ce seul fait, les deux catégories de malade dont j'ai parlé n'ont plus de raison pour porter indéfiniment un bandage qui, à un moment donné, ne leur est plus utile et peut même leur être nuisible.

Quant à ceux qui poussent l'économie jusqu'à spéculer sur leur sort, je serai mal venu de leur conseiller deux ou trois bandages.

Indépendamment de ces avantages qui ne regardent que le maintien de la hernie, la propreté et l'hygiène y trouvent aussi leur compte. Certaines personnes, très soigneuses de leur corps, changent de bandage tous les jours ; je ne saurai trop recommander cette pratique aux hernieux. Pendant les fortes chaleurs, le bandage est souvent mouillé par la transpiration ; il est bon d'en avoir un de rechange pendant que celui qu'on quitte est mis à sécher. Le bandage se conserve plus longtemps et la santé s'en trouve bien mieux. On évite ainsi ces échauffements, ces irritations de la peau, ces éruptions à caractère érysipélateux qu'entraîne à la longue la présence sur les téguments d'une ceinture malpropre et plus ou moins imprégnée des liquides corrosifs de la transpiration.

Doit-on garder le bandage la nuit?

Voilà une question qui m'est souvent adressée et c'est pour ne point être fixé à cet égard que bon nombre de malades joignent à toutes les causes de non réussite déjà étudiées celle de quitter leur bandange à tout propos.

En principe, moins on se passera de son bandage et plus on aura de chance de guérison. D'après cette règle, on devrait donc garder le bandage le jour et la nuit. Pourtant, d'après Verdier, il est des circonstances où l'on peut s'en écarter.

Par exemple, dit-il : « chez les sujets adultes qui ne sont que disposés à cette infirmité, par faiblesse résultant du défaut de développement des divers plans de muscles du bas ventre, ou même d'altérations congéniales des ouvertures naturelles de cette cavité et qui ne portent de bandage que par mesure de précaution, afin de se mettre à l'abri des hernies et des accidents qu'elles sont susceptibles de produire, ces personnes, disons-nous, à notre avis, peuvent supprimer le bandage la nuit, et il pourra en être de même des malades adultes, dont les hernies peu développées, rentrent d'elles-mêmes dans le lit par l'effet seul de la position horizontale. Dans ces deux cas, il convient que les sujets dont il s'agit ne défassent leur bandage qu'après être couchés et le replacent le matin avant de se lever. » En dehors de ces cas, le bandage doit être porté le jour et la nuit.

Au lit, le bandage ne s'applique pas aussi bien que dans la station ; le plan des couches pressant plus ou moins fort sur le ressort, celui-ci s'écarte de la hanche et la pelote subit alors un mouvement de bascule. On remédie à cet inconvénient, soit en se couchant du côté de la hernie, soit en serrant davantage les courroies, quitte à les relâcher une fois levé.

Certains malades ne peuvent d'aucune manière supporter pendant la nuit le bandage à ressort, je conseillerai alors seulement un bandage sans ressort qui, sans être d'une efficacité suffisante dans les cas de hernies volumineuses, vaudrait encore mieux que l'abandon complet du bandage à ressort et préviendrait les accidents imprévus auxquels on serait à temps de remédier en reprenant aussitôt l'appareil du jour.

Je ne peux pas terminer ce paragraphe sans parler des malades qui quittent leur bandage pour se mettre à l'eau et se livrer à l'excellent exercice de la natation.

Beaucoup de sujets commettent cette imprudence sans comprendre le danger auquel ils s'exposent. La natation, pour s'effectuer, exige des efforts continus, plus ou moins énergiques suivant les sujets, et qui favorisent par conséquent la sortie de la hernie et vous rendent incapables, dans des cas imprévus, de vaincre la moindre résistance pour échapper au danger.

D'autres, se rendant compte du péril, se refusent cet exercice salutaire. Ils ignorent tous qu'il existe des bandages à ressort enduits de gomme que l'eau ne peut détériorer.

Je ne parlerai pas de ces malades qui mettent et qui ôtent leur bandage à tout propos ; la moindre gêne, la moindre sensation désagréable le leur fait quitter pour le remettre ensuite dès que la hernie devient douloureuse ; ils ne se corrigent de cette habitude que lorsque l'augmentation de la tumeur leur en a fait voir tous les inconvénients.

Il est un ordre de faits qui a son importance et qui comme tant d'autres déjà étudiés, vient prendre place parmi les causes nombreuses qui entravent on retardent la cure de la hernie : *On ne se surveille pas assez dans les efforts que l'on peut faire et les excès auxquels on peut se livrer.*

J'ai dit qu'avec un bon bandage, bien appliqué, bien entretenu, alors que toutes les conditions sont remplies, l'on devait, sinon espérer la guérison, du moins être sûrement à l'abri de tout accident. Mais le bandage à lui seul ne peut pas tout faire, il n'agira que dans la mesure des moyens prévus ; il faut donc que le malade lui vienne en aide, et j'entends par là qu'il doit avoir sans cesse présent à l'esprit son infirmité. Le bandage ne peut pas faire que la hernie n'existe pas, il faut donc que le malade s'en souvienne et mesure ses efforts aux conditions particulières dans lesquelles il se trouve. Il en est du bandage comme d'une jambe de bois ; l'amputé qui la porte ne peut pas se livrer à tous les genres d'exercice, il est donc astreint à certains ménagements et s'il dépasse le but, s'il s'oublie, le bois se brise et le rappelle au souvenir de sa triste situation.

Le bandage, je l'ai déjà dit, a une action toute mécanique, la puissance ne dépasse pas une somme de résistance voulue, à moins de blesser les téguments ; l'on doit alors éviter tous les efforts violents qui peuvent vaincre cette action du ressort, ou bien lui venir en aide en appuyant avec la main sur la pelote de bas en haut avec plus ou moins de force.

Une foule de malades portent de bons bandages, ne se négligent pas et voient cependant leur hernie augmenter et nécessiter à chaque visite des bandages plus forts. Cela tient, sans contredit, au fait que je signale : ces malades ne se ménagent pas assez, ils demandent tout à leur bandage.

La hernie se trouve fort mal de cette gymnastique et tend

malgré tout à faire des progrès. Dans tous les cas, si, à la suite
d'un effort violent, d'une quinte de toux par exemple, on sent
la hernie s'échapper, il faut se coucher, faire rentrer la tumeur et replacer le bandage en serrant un peu plus la courroie.

Ce que je dis de l'effort, je le dis pour tous les genres d'excès : un hernieux doit s'abstenir d'excès de table ; un grand
mangeur éprouve souvent des coliques passagères, des tirail-
lements d'estomac ; le cheminement des produits de la di-
gestion fatigue l'intestin, l'abord des matières stercorales provoque de la douleur et quelquefois l'engouement survient et
avec lui le cortége des accidents qui l'accompagnent.

On a fait jouer dans le temps un grand rôle aux positions
et aux diverses attitudes plus ou moins favorables à la contention herniaire. Le Dr. Cresson d'Orval consacre dans son
ouvrage plusieurs chapitres à cette étude. Je crois qu'il est
allé trop loin et qu'il a donné trop d'importance à ce sujet.
Certaines positions en effet favorisent la sortie de la hernie
et s'opposent à l'action du bandage. L'accroupissement par
exemple est dans ce cas. Or, cette position est prise et gardée
fort rarement ; d'un autre côté, la station et l'attitude assise,
positions les plus usitées, sont les plus favorables à l'action
contentive de l'appareil , on est alors à se demander s'il est
bien utile d'insister sur les désavantages de telle ou telle
position. Du reste, on a tant à demander aux hernieux qu'on
doit se montrer satisfait d'obtenir d'eux les choses essentielles sans les fatiguer outre mesure et faire de leur situation
un supplice de tous les instants.

J'arrive maintenant, et j'ai réservé cette étude pour la fin,
à cette classe de malades qui touchent à la guérison et qui, se
croyant guéris, quittent brusquement leur bandage et perdent
en peu de jours ce qu'ils ont mis plusieurs années à gagner.

Ce groupe est pour moi le plus intéressant : ils sont près
du but, jusque-là ils n'ont rien négligé, ils n'ont qu'un pas
à faire et faute de savoir, ou d'être mal dirigés, ils compro-
mettent tout par trop de précipitation.

La guérison de la hernie n'arrive jamais brusquement, elle
s'annonce longtemps à l'avance. On voit d'abord la tumeur
diminuer de volume, peu à peu le malade s'aperçoit qu'il faut
des efforts de plus en plus grands pour faire sortir la hernie,

il peut se livrer à des travaux qui lui étaient impossible d'entreprendre. Enfin, au bout d'un temps plus ou moins long, pendant lequel le malade s'est constamment surveillé, la tumeur a entièrement disparu. C'est alors qu'il compromet tout, il oublie complétement son état : plus de surveillance, plus de précautions, son appareil le fatigue, le gêne, il n'en voit plus l'utilité, puisque la hernie ne paraît plus, et enfin il finit par l'enlever. Alors sous l'influence d'un effort quelconque, à la suite d'un travail prolongé et pénible, la hernie se reproduit et l'on perd en un instant les bénéfices d'un long et pénible traitement.

Quelle est la conduite que doit suivre tout individu affecté d'une hernie présumée guérie ?

Lorsque la tumeur herniaire a complétement disparu, on ne doit pas abandonner le bandage, il faut au contraire, encouragé par ce résultat, se surveiller davantage et voir si la guérison persiste. Ce n'est que longtemps après qu'on peut quitter l'appareil, mais jamais brusquement : si on avait l'habitude de le porter le jour et la nuit, on le quitte d'abord pendant la nuit, on parcourt de cette façon une assez longue étape, puis on ne le porte que quelques heures dans la journée, enfin on le quitte un ou deux jours de suite et c'est insensiblement et à la longue qu'on peut l'abandonner tout à fait.

Avant tout, il ne faut jamais oublier que de toutes les infirmités la hernie est celle qui, une fois guérie, se reproduit avec le plus de facilité. Aussi le malade doit-il être toujours muni de son bandage ; et, s'il est obligé de se livrer à quelque exercice fatigant, s'il doit faire une longue marche, monter à cheval ou rester longtemps debout, il commettrait une grande imprudence s'il ne remettait au préalable son appareil.

Je vais même plus loin, et l'expérience que j'ai de tous ces faits donne plus d'autorité à ma manière de voir, je suis persuadé qu'un individu affecté de hernie ne doit pas quitter le bandage dans le cas même où la hernie est présumée guérie. On peut modifier l'appareil, le rendre plus léger, plus imperceptible, je veux bien, mais le quitter tout à fait je ne le conseille pas. Le bandage est toujours utile, sa présence seule vous rappelle à votre infirmité et prévient toute imprudence qui pourrait nuire à la consolidation de votre état.

On est porté facilement à oublier son affection antérieure, et on se replace avec la même facilité dans les conditions qui l'ont déterminée. L'instant de la guérison radicale est insaisissable et la récidive n'est pas impossible ; on a donc tout avantage à employer ce traitement préventif qui est même mis en usage par les gens qui n'ont jamais été atteints de cette infirmité.

Comparez à ces avantages la satisfaction que l'on peut avoir d'être débarrassé d'un appareil qui est moins gênant qu'on veut bien le dire, surtout lorsque les téguments sont habitués à cette pression constante et que la paroi abdominale compte sur cette résistance pour s'opposer à une nouvelle sortie des viscères. Cela est si vrai, que les opérés de hernie sont conseillés par leur médecin de se munir d'un bandage, afin de continuer les avantages qu'on a pu retirer de l'opération, en augmentant la consolidation de l'anneau qui a donné passage à l'intestin.

Je dirai donc, en terminant, que si l'on est arrivé à faire disparaître par le bandage une tumeur herniaire, le mieux est de ne pas se séparer de son appareil ; c'est le seul moyen d'affirmer la guérison et de prévenir la récidive.

CONCLUSION

Ma tâche est terminée, et, quoique le sujet comportât plus de développement , je me suis efforcé de restreindre mon cadre ; je me suis toujours placé à un point de vue général sans entrer dans les détails des divers genres de hernies abdominales. Ce que j'ai dit peut se rapporter à tous les cas de hernie inguinale, crurale, ou ombilicale.

M'adressant particulièrement aux malades, j'ai tenu à être aussi clair que possible. J'ai voulu leur faire comprendre combien leur concours intelligent est indispensable pour amener à bien leur infirmité et, en leur faisant toucher du doigt les négligences coupables qu'ils commettent et les dangers auxquels ils s'exposent, j'ai pensé leur être utile.

Je ne sais si j'aurai atteint le but que je me suis proposé ? Le résultat répondra-t-il à mes efforts ? Je l'ignore, le malade jugera ; dans tous les cas, il me saura gré, je l'espère, du travail auquel je me livre depuis longtemps pour perfectionner mon art et concourir par tous les moyens, à la guérison des hernies, cette classe si nombreuse des infirmités humaines.

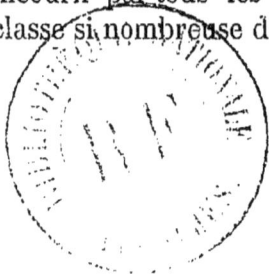

TOULOUSE, TYP. PH. MONTAUBIN, PETITE RUE SAINT-ROME, 1.

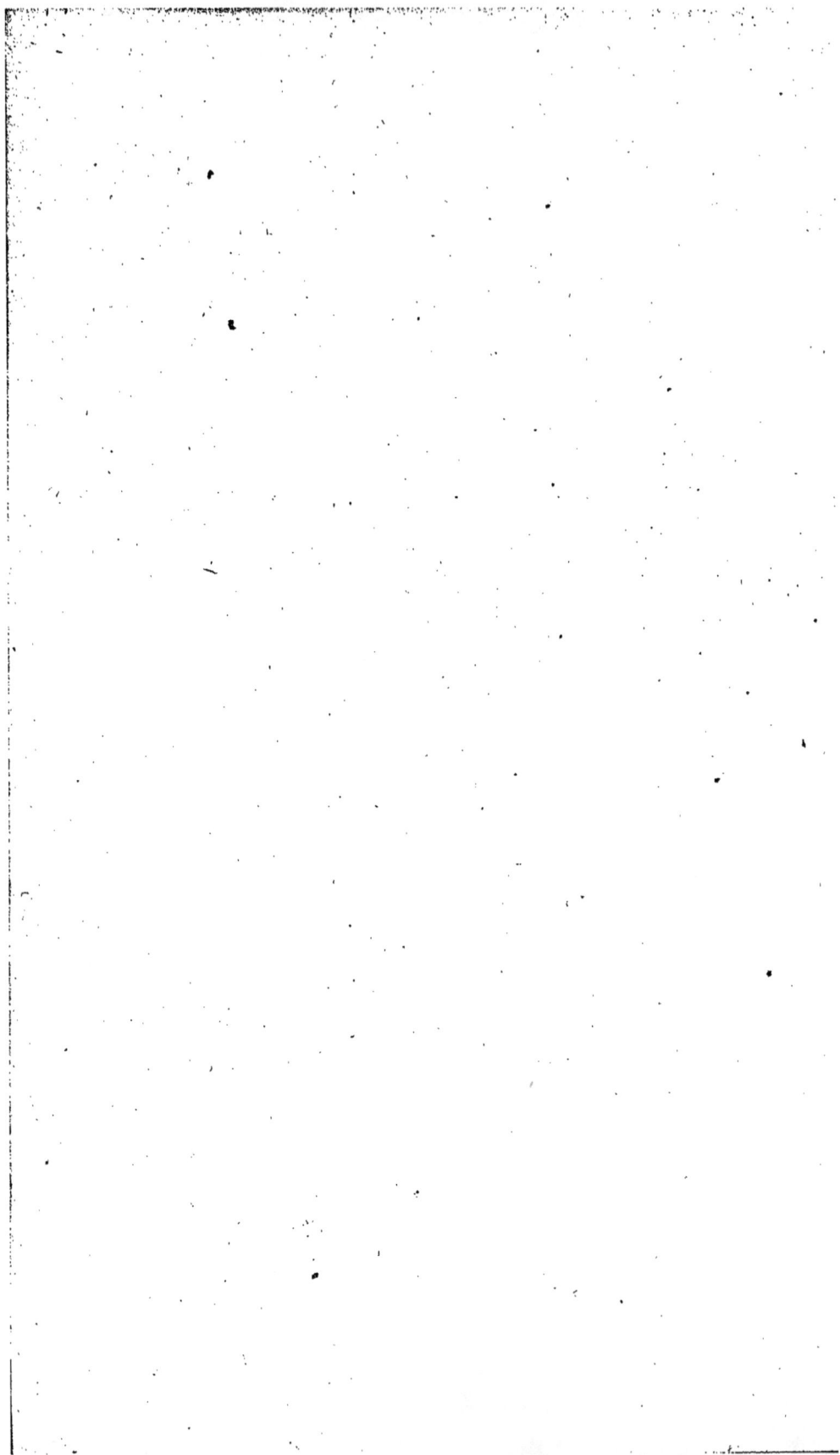

www.ingramcontent.com/pod-product-compliance
Lightning Source LLC
Chambersburg PA
CBHW070735210326
41520CB00016B/4459